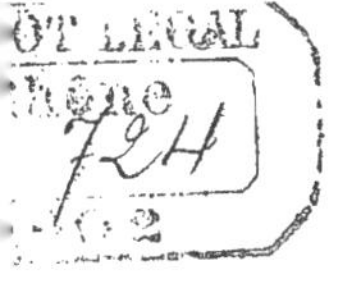

# LE SIGNE DE MUSSET

## SA VALEUR CLINIQUE

PAR

Le Dr Paul LAURENT

LYON

A. REY & Cie, IMPRIMEURS-ÉDITEURS DE L'UNIVERSITÉ

4, RUE GENTIL, 4

1902

# LE SIGNE DE MUSSET

---

## SA VALEUR CLINIQUE

# LE
# SIGNE DE MUSSET

## SA VALEUR CLINIQUE



PAR

Le Dr Paul LAURENT

LYON
A. REY & Cie, IMPRIMEURS-ÉDITEURS DE L'UNIVERSITÉ
4, RUE GENTIL, 4

1902

## A MON PÈRE ET A MA MÈRE

*C'est leur nom que je trace le premier et que j'écris avec émotion. Je leur dédie ce modeste travail comme un hommage filial de ma sincère affection et de ma profonde reconnaissance pour leur généreux dévouement, pour leurs sacrifices de chaque heure...*

## A TOUS MES PARENTS ET AMIS

**A mon Président de Thèse**

M. LE PROFESSEUR TEISSIER

Professeur de Pathologie interne à la Faculté de Médecine,
Membre correspondant de l'Académie de Médecine,
Médecin honoraire de l'Hôtel-Dieu,
Chevalier de la Légion d'honneur.

A MONSIEUR LE PROFESSEUR-AGRÉGÉ FRENKEL

Médecin des Hôpitaux,
Chargé du cours de Clinique ophtalmologique à la Faculté de Toulouse.

A TOUS MES MAITRES

**de la Faculté de Médecine de Lyon.**

# AVANT-PROPOS

Au moment de quitter la vie d'étudiant, il nous reste un devoir agréable à remplir, celui de remercier tous nos maîtres toulousains et lyonnais qui nous ont témoigné une amicale sympathie et ont contribué à notre instruction clinique.

L'idée de notre thèse nous a été inspirée par notre excellent maître M. le professeur agrégé Frenkel, de l'Université de Toulouse dont nous eûmes, à l'aurore de nos études médicales, le bonheur d'écouter au lit du malade de savantes leçons de séméiotique.

Que ce maître dont la simplicité égale la science soit assuré de notre reconnaissance pour les nombreuses marques d'attention qu'il nous a témoignées. M. Frenkel nous a facilité l'entrée du laboratoire de M. le professeur Laulanié, directeur de l'Ecole vétérinaire de Toulouse où nous avons pu, pendant le cours de ces dernières vacances, et grâce à une instrumentation perfectionnée, mener à bonne fin nos expériences sur le chien.

Nous remercions M. Laulanié de l'accueil si cordial qu'il nous a réservé, et nous n'oublierons ni l'intérêt qu'il a porté à nos recherches, ni la bonne grâce avec laquelle il a mis à notre disposition les ressources variées de son laboratoire.

M. Lafon, chef des travaux physiologiques à l'Ecole vétérinaire, avec une rare compétence technique nous a initié aux détails minutieux du dispositif d'une expérience de physiologie.

C'est à lui que nous devons l'idée ingénieuse de la ligature des vaisseaux de la base du cou chez le chien pour trancher la question de la transmission vasculaire ou osseuse de l'ébranlement cardiaque. Il nous a fait part d'un tracé inédit pris sur le chien avec la collaboration de M. Frenkel. Nous le remercions de sa patience que nous n'avons pu lasser et de ses utiles conseils.

Mon sympathique ami Mirabail, préparateur de physiologie à la Faculté de Toulouse, qui m'a assisté régulièrement dans la pratique des anesthésies et de la vivisection, a été pour moi un collaborateur précieux dont l'adresse m'a évité bien des déboires. Je suis heureux de pouvoir le remercier ici.

Je me reprocherais d'oublier tous mes maîtres de la Faculté de Lyon qui ont continué mon éducation médicale, ceux de mes amis personnels ou de ma famille qui, par la sympathie qu'ils m'ont donnée m'ont apporté un véritable secours moral et m'ont permis d'arriver ainsi avec courage et espoir à la fin de mes études.

A M. le professeur Teissier, maître aimé et écouté, dont j'ai suivi l'enseignement élevé pendant deux ans avec plaisir et profit, et qui veut bien aujourd'hui accepter la présidence de ma thèse, j'adresse le respectueux hommage de ma reconnaissance.

# LE SIGNE DE MUSSET

## SA VALEUR CLINIQUE

### INTRODUCTION

Le signe de Musset, ainsi nommé par le regretté Delpeuch, parce que Alfred de Musset, prématurément emporté par une insuffisance aortique avait présenté ce signe, consiste dans une oscillation de la tête, véritable secousse rythmée, parfaitement synchrone à la pulsation radiale. Le distingué médecin de l'hôpital Cochin croyait pouvoir en faire un signe pathognomonique de l'insuffisance aortique : « Est signe pathognomonique, disait-il avec Galien, celui qui montre clairement le caractère de la maladie. » C'est au nombre de ces signes si précieux, incomparable trésor pour le clinicien, qu'il proposait de ranger ce signe nouveau, rare, mais si frappant qu'il permettait à sa simple constatation d'affirmer le diagnostic.

Dans quelle mesure cette affirmation de Delpeuch est-elle exacte ? Nous voudrions, après notre maître M. Frenkel qui a publié dans la *Presse Médicale* et la *Revue de Médecine* un article et un mémoire sur ce signe, étudier sa physiologie pathologique et fixer sa valeur clinique.

M. Frenkel à la lumière de la méthode graphique, qui de plus en plus exerce son heureuse influence sur la connaissance précise des cardiopathies, a pu faire des constatations d'un grand intérêt. Il est arrivé à cette conclusion que l'oscillation rythmée de la tête se rencontre chez de nombreux sujets, comme une manifestation facile à enregistrer par la méthode graphique et souvent même visible à l'œil nu. Cette oscillation physiologique présente alors le même caractère que le signe de Musset, le plus frappant, le plus indiscutable et déclaré pathognomonique de l'insuffisance aortique.

Il nous a paru ensuite que, puisqu'il était possible de retrouver ce signe chez les individus normaux, chez les chiens narcotisés dont la tête est librement suspendue, sa valeur clinique était grandement diminuée, et qu'à l'enthousiasme de Delpeuch, il fallait faire succéder une prudente réserve, comme il arrive souvent en médecine à l'égard d'un signe prétendu pathognomonique d'une affection, et que l'expérience clinique permet ensuite de retrouver dans beaucoup d'autres.

Mais un point délicat restait à démontrer. Il fallait établir par des tracés simultanément pris du pouls et de l'oscillation de la tête si le signe est systolique ou diastolique, et il fallait montrer par une expérience péremptoire, que la voie de transmission est vasculaire et non osseuse. Personnellement, nous nous sommes efforcé d'éclaircir ces deux points de la physiologie pathologique d'un signe nouveau, très connu et très étudié en France et en Italie et sur le mécanisme intime duquel la lumière avait besoin d'être faite.

Notre étude modeste est la mise au point de travaux antérieurs, avec un léger effort personnel. Nous avons largement puisé dans les études de notre maître, M. Frenkel, qui se distinguent par leur précision rigoureuse dans les travaux de nos devanciers MM. Delpeuch, Valentino et ceux des expérimentateurs italiens MM. Bruschini, Feletti, Bocciardo et Bucco. Si nos expériences ne font point la lumière complète sur le signe de Musset, elles auront, nous l'espérons, aux yeux de nos maîtres lyonnais, le mérite d'avoir été faites sans idées préconçues, avec soin et sincérité.

Nous adoptons la division suivante :

1° Historique du signe de Musset . . . .
- Italie.
- France.

2° Sa physiologie pathologique . . . . .
- a) Exposé et critique des observations publiées.
- b) Revue des signes analogues.
- c) Etude graphique . . — Homme. — Chien.
- d) Explication pathogénique.

3° Sa valeur clinique .
- Rapport entre les variations de la tension artérielle et l'apparition du signe.

4° Nos conclusions.

# HISTORIQUE

L'historique du signe de Musset ne nous arrêtera pas longtemps. Nouvellement né dans la séméiotique cardiaque, avec pour parrain, un médecin parisien, M. Delpeuch, il a donné lieu à des travaux surtout récents et dont le dernier Congrès de médecine interne tenu à Rome, le 30 octobre dernier, nous apporte l'écho avec les dernières et intéressantes communications de MM. Bucco et Bocciardo.

Parmi les plus importants nous devons citer en Italie, ceux de MM. Feletti, Bruschini, Coop, Pace, Coccorullo, Vigorita, Bucco de Naples et Bocciardo de Pise, en France ceux de MM. Delpeuch, Frenkel, Valentino, Frenkel et Lafon.

Pour apporter plus de clarté dans notre exposé bibliographique, nous suivrons l'ordre chronologique d'abord en Italie, ensuite en France.

## ITALIE

Si un médecin français eut l'idée de donner récemment à l'oscillation céphalique le nom de signe de Musset qui a déjà fait fortune, cela ne veut point dire que ce symptôme était passé complètement inaperçu à l'étranger. Au Congrès de médecine interne tenu à Rome en octobre 1895, Feletti de Catane, communique deux cas d'anévrismes de la crosse de l'aorte. Dans l'un «on pouvait voir une secousse de la tête, qui pliait légèrement en avant à chaque pulsation de l'anévrisme ». Dans le second cas, « une pulsation bien évidente portait la tête en avant à chaque systole cardiaque, et ce mouvement était d'autant plus fort que le patient tenait la tête portée davantage en arrière ».

Trois ans plus tard, au Congrès de Turin de 1898, Bruschini présente un mémoire sur « les secousses rythmiques de la tête dans les anévrismes de la crosse de l'aorte ». Cet auteur ajoute: « Déjà en 1894, M. Coop avait indiqué que, dans les anévrismes de la crosse aortique, à chaque systole cardiaque, la tête du malade s'incline légèrement en avant. Depuis, nous avons eu l'occasion d'étudier ce symptôme chez six sujets et nous avons trouvé qu'il est tout à fait indépendant des secousses du larynx et de la trachée.» Ces faits suscitent déjà les controverses. Le Dr Pace de Naples, qui avait lu les travaux publiés en France par MM. Delpeuch et Frenkel sur le signe de Musset, critiquent l'expression employée par Delpeuch « hochement » qui pour lui est fort impropre, car M. Pace distingue une oscillation « dall' alto al basso, dal basso all'alto e laterali ». Pour expliquer la secousse latérale gauche observée par M. Frenkel, le docteur Pace l'attribue à la plus grande pulsation de la carotide droite.

Pour M. Pace, l'oscillation postéro-antérieure dépendrait de la traction exercée par la trachée sur la tête. Le mécanisme serait le même que celui du signe d'Oliver Cardarelli.

Après le travail de M. Pace, vient un mémoire de M. Coccorullo concernant un cas d'anévrisme de la sous-clavière droite dans lequel cet auteur observe une oscillation postéro-antérieure et latérale; M. Coccorullo ne précise pas la direction de cette dernière, il attribue la cause de cette oscillation à la contraction des muscles du cou.

Tout récemment MM. Bruschini et Coop reprennent la question de la secousse latérale dans une nouvelle publication intitulée *La secousse rythmique de la tête dans l'anévrisme du tronc brachio-céphalique et de la sous-clavière*. Dans deux nouvelles observations, ces auteurs ont rencontré deux oscillations : une postéro-antérieure, l'autre de gauche à droite.

Pour MM. Bruschini et Coop, la pulsation du sac anévrismal est transmise à la trachée de droite à gauche, et oblige la tête par contre-coup à se mouvoir en sens inverse.

Sous l'inspiration du Dr Coop, le Dr Vigorita a cherché à approfondir le mécanisme de l'oscillation rythmée de la tête. Dans cette étude, M. Vigorita s'est servi de chiens, morts à la suite d'une chloroformisation récente. Il a artificiellement simulé un sac anévrismal avec une balle en caoutchouc susceptible de varier de volume grâce à un insufflateur Richardson avec lequel l'auteur alternait dans la balle en caoutchouc les mouvements de systole et de diastole. Pour obtenir les mouvements latéraux, l'auteur lie une carotide, mais le résultat est négatif.

Eu thèse générale, il considère l'oscillation plutôt comme antéro-postérieure (Pace) que postéro-antérieure (Delpeuch).

Enfin ces jours derniers, au Congrès de médecine interne de Rome, MM. Bocciardo de Pise, Bucco de Naples apportent de fort intéressantes observations du signe de Musset (segno di Musset), et émettent des considérations pathogéniques que nous analyserons au chapitre de la physiologie pathologique.

M. Bocciardo dans sa communication *Valore semeiologico delle scosse ritmiche del capo*, après avoir rappelé les travaux antérieurs, divise ses observations en trois parties :

*a)* Cas d'individus sains (3 observations), dans lesquels la secousse rythmique avait une direction antérieure et de droite à gauche.

*b)* Cas de malades atteints : 1° d'insuffisance aortique ; 2° d'hypertrophie du ventricule gauche dépendant d'une autre affection cardiaque. Il rappelle deux observations dans lesquelles les secousses avaient une direction de droite à gauche et d'arrière en avant.

*c)* Cas de malades atteints d'anévrismes de l'aorte, du tronc brachio-céphalique et de la sous-clavière droite.

M. Bocciardo présente sept observations dans lesquelles la direction de l'oscillation rythmée était de gauche à droite et d'arrière en avant.

M. Bucco toujours au Congrès de Rome du 30 octobre dernier, signale l'oscillation céphalique chez les artérioscléreux (4 observations) et donne un tracé graphique de l'oscillation analogue à celui donné antérieurement en France par M. Frenkel, au mois de juillet 1902. Ses conclusions touchant l'existence physiologique de l'oscillation rythmée sont conformes à celles de M. Frenkel, également antérieurement parues, et apportent un poids considérable à nos propres affirmations. Mais, la possibilité de prendre chez l'individu normal l'oscillation de la tête, son synchronisme avec la pulsation, tous ces faits avaient été exposés en France dans le travail de M. Frenkel.

## FRANCE

En France, la mention de l'oscillation céphalique est faite pour la première fois en 1877, par un écrivain, Paul de Musset. Ce dernier, qui écrivait plus en littérateur qu'en médecin, signale chez son frère ce symptôme curieux. Si on ouvre la biographie d'Alfred de Musset par son frère Paul, on y lit en effet ces lignes : « Un matin du mois de mars 1842, pendant le déjeuner, je m'aperçus que mon frère à chaque battement du pouls éprouvait un petit hochement de tête involontaire. Il nous demanda pourquoi nous le regardions, étonnés ma mère et moi. Nous lui fîmes part de notre observation. « Je ne croyais pas, nous répondit-il que cela fût visible, mais je vais vous rassurer. Il se pressa la nuque je ne sais comment avec l'index et le pouce et, au bout d'un moment, la tête cessa de marquer les pulsations du sang. « Vous voyez, nous dit-il ensuite, que cette épouvantable maladie se guérit par des moyens simples et peu coûteux. »

Nous nous rassurâmes par ignorance, car nous venions de remarquer le premier symptôme d'une affection grave, à laquelle il devait succomber quinze ans plus tard et qui était une altération des valvules de l'aorte.

Faut-il dans le cas de Musset mettre en cause une de ces artérites d'origine palustre si bien étudiées par Lancereaux, comme paraît l'admettre Delpeuch préoccupé de retrouver chez notre poète des probabilités en faveur d'une insuffisance aortique ? Ce point de diagnostic rétrospectif nous semble bien délicat. A Venise, pays à marais, Musset supporta une crise morale et physique qui détruisit un frêle bonheur et altéra une santé déjà précaire. C'est tout ce que nous apprend l'histoire et respectons sa discrétion.

Cette anecdote d'un vif intérêt médical est rapportée dans l'article de Delpeuch *(Presse médicale* du 16 mai 1900). En plus, Delpeuch apporte deux observations du signe nouveau chez les aortiques et dont voici les traits principaux et la courte histoire.

« En 1894, dit-il, nous avions dans notre service à l'hôpital Tenon, un homme d'une soixantaine d'années atteint d'aortite chronique. Cette affection était compliquée d'insuffisance valvulaire et peut-être d'un certain degré de dilatation. Or, quand cet homme était assis, la tête était agitée de secousses régulières, d'oscillations antéro-postérieures brusques, parfaitement isochrones aux pulsations radiales. L'aspect du malade était saisissant. Comme le pouls ne dépassait guère le chiffre de soixante battements par minute, notre homme se trouvait marquer les secondes d'un hochement de tête, ce qui évoquait immédiatement dans l'esprit des Parisiens l'image d'une enseigne bien connue sur le boulevard, où l'on voit un nègre qui porte un cadran sur le ventre et salue chaque seconde d'une oscillation de tête. »

La deuxième observation du 1er mars 1900, a trait à un ouvrier tanneur âgé de quarante-huit ans, Jules H.., qui depuis plusieurs années présentait un souffle diastolique de la base avec tous les signes d'une hypertrophie manifeste. Chez ce malade, comme chez le précédent, dans la station assise, la tête était secouée d'oscillations régulières parfaitement isochrones aux pulsations artérielles.

On peut déjà remarquer entre les diverses observations publiées des différences très notables. Les unes, surtout les observations publiées en Italie, concernent des cas d'anévrisme de l'aorte (cas de Feletti, de Bruschini), du tronc brachio-céphalique, de la sous-clavière (cas récents de Bocciardo; les observations publiées en France, sont relatives à des cas d'insuffisance aortique (cas de Delpeuch et de Valentino).

Si ces observations sont exactes, et si les faits sont bien notés, (or la compétence de ces divers cliniciens ne saurait être suspectée) il y a des éléments suffisants pour jeter le trouble dans l'esprit au sujet de la valeur pathognomonique du signe de Musset.

La question ne semblait pas près d'être résolue quand, le 14 novembre 1900, dans la *Presse médicale*, sous le titre de « Signe de Musset dans la pleurésie gauche », M. Frenkel publie un fait qui montre que fréquent chez les aortiques, le signe de Musset n'est même pas pathognomonique des affections du système circulatoire.

Son malade, dont nous publions l'observation résumée, présentait une pleurésie séreuse gauche à gros épanchement. Il n'offrait ni les signes cliniques d'une insuffisance aortique (pas de pouls de Corrigan, pression artérielle normale, pas de pouls capillaire, pas de double souffle de Duroziez), ni ceux d'un anévrisme (pas de signe d'Oliver Cadarelli, pas de signe de compression, matité de la base normale), ni même ceux d'une ectasie aortique franche. Et notre maître discute le rapport possible entre l'existence de l'épanchement et la présence du signe de Musset.

En face des cas profondément dissemblables, publiés jusqu'à ce jour en Italie et en France, en présence de cette particularité curieuse, qu'après la thoracentèse, les oscillations qui auparavant étaient extrêmement nettes chez son malade, offraient une atténuation très marquée, M. Frenkel conclut déjà avec raison que le signe de Musset n'est pas exclusif des affections de l'aorte. Il montre toutes les difficultés des interprétations pathogéniques pour des cas aussi différents, et il émet les premières hypothèses concernant sa physiologie pathologique : possibilité dans l'insuffisance aortique d'un phénomène analogue à celui de la roue hydraulique bien connu des physiciens ; peut-être aussi, dans le cas de pleurésie, possibilité d'un facteur pleuro-costo-vertébral susceptible de transmettre l'oscillation. M. Frenkel note en effet chez son malade cette intéressante particularité visible à la radioscopie : les contractions cardiaques étaient accompagnées d'oscillations correspondantes, non seulement du côté du médiastin, mais encore du côté des côtes de la moitié droite du thorax. Et, dès lors, si l'on admettait que c'est la colonne vertébrale qui, recevant à travers le sac pleural distendu par le liquide, les battements du cœur les transmettait aux côtes, il était vraisemblable et raisonnable d'admettre que c'est la colonne vertébrale qui actionne la tête dans ces oscillations.

Cette revue presque complète des idées au sujet du signe deMusset montre combien la vérité scientifique suppose de tâtonnements et d'erreurs corrigés. Un médecin analyse un phénomène avec attention, il le suppose pathologique, vite naissent en foule les explications et les conceptions pathogéniques, et leur nombre et leur valeur relative n'est pas toujours un facteur de clarté. C'est là l'histoire du signe de Musset.

L'obscurité régnait encore sur sa signification quand, le 10 mai 1902, M. Valentino publie dans la *Revue de médecine*, un long article sur les « secousses rythmiques chez les aortiques ». Il publie deux remarquables observations de malades atteints d'insuffisance aortique et que nous rapportons ici. Dans un cas, l'oscillation est antéro-postérieure. Dans l'autre, par suite d'une hémiplégie gauche avec maxima au membre supérieur, l'oscillation est latérale de gauche à droite.

M. Valentino, ferme partisan du signe de Musset, pathognomonique de l'insuffisance aortique, fait plus une critique d'ensemble sur l'observation de M. Frenkel, sur les explications proposées par MM. Frenkel et Delpeuch, qu'un essai méthodique d'interprétation du signe lui-même. M. Valentino s'efforce avec talent, mais malheureusement à distance, (ce qui diminue la force de son argumentation,) de démontrer que le pleurétique de M. Frenkel est porteur d'une lésion de l'aorte, d'une insuffisance qui peut seule expliquer pareille symptomatologie. Très judicieusement, il se rend compte de la nécessité d'établir par des tracés pris simultanément du pouls et de l'oscillation céphalique si celle-ci est systolique ou diastolique.

En résumé, toutes les observations produites, soit en Italie, soit en France, n'apportaient pas des éléments d'explication bien précieux quand, le 10 juillet 1902, M. Frenkel, qui jamais n'avait considéré ses conclusions comme définitives, est amené à élargir singulièrement le débat. D'abord, tout en se montrant très conciliant et en admettant le maximum en fait de lésions artérielles chez son pleurétique, qu'il revoit et ausculte de nouveau, il nous dit que rien n'autorise à admettre chez lui soit une insuffisance aortique, soit un anévrisme. Mais grâce à l'étude graphique du signe de Musset typique comparée à l'étude graphique des mouvements de la tête chez d'autres personnes saines, il montre qu'au fond il est « indifférent de savoir si le malade est artério-scléreux, comme le veut M. Bucco, s'il a l'aorte dilatée, anévrismale ou insuffisante ». Il nous apprend que chez les sujets sains, et ses graphiques en font foi, « on peut recueillir les mêmes tracés des mouvements céphaliques que chez son malade ». Dès lors, le chaos des explications disparaît et la pathogénie s'éclaire.

Voilà les seuls travaux publiés en France et en Italie sur le signe de Musset. Nous n'avons rien trouvé d'autre dans la littérature médicale ; nous rappelerons cependant, pour être complet, que Huchard [1] dans son *Traité*

[1] *Traité clinique des maladies du cœur et de l'aorte.*

*des maladies du cœur*, mentionne d'après Bruschini, à propos des anévrismes de l'aorte, une oscillation de la tête analogue aux secousses laryngo-trachéales ou signe d'Oliver Cardarelli. Il ajoute : « D'ailleurs ce signe a une valeur douteuse. »

Dans le traité de Debove et Achard [1] *(Ch. insuffisance aortique)*, nous pouvons lire les lignes suivantes : « Les battements carotidiens peuvent être si exagérés qu'ils communiquent un mouvement ondulatoire à toute la région carotidienne et des secousses qui peuvent se propager jusqu'à la tête. La partie supérieure du tronc semble ébranlée à chaque systole » : Ici comme là, le nom nouveau n'est point encore donné à la chose, mais c'est bien le signe de Musset qui est en jeu.

[1] Debove et Achard, p. 113. Ch. Insuffisance aortique.

# OBSERVATIONS

---

Obs. I. — Alfred de Musset (1842).

Obs. II, III. — Deux observations de Feletti (1895) concernant deux cas d'anévrisme de l'aorte. Dans les deux cas, la tête présente des oscillations nettes postéro-antérieures.

Obs. IV, V, VI, VII, VIII et IX. — Six observations de Bruschini (1898) concernant six sujets atteints d'anévrismes de la crosse aortique « à chaque systole cardiaque, la tête du malade s'incline légèrement en avant ».

Obs. X, XI. — Deux observations de Delpeuch, 1° 1894, 2° 1900 :

1° 1894. Homme, soixante ans, aortite chronique compliquée d'insuffisance valvulaire et de dilatation de l'aorte sans poche anévrismale. Il présentait des secousses régulières de la tête, des oscillations antéro-postérieures brusques, isochrones à la pulsation radiale.

2° 1900. Julien H..., quarante-huit ans. Oppression, enflure des pieds, palpitations, dyspnée, congestion aux deux bases.

Examen du cœur : Hypertrophie manifeste ; matité précordiale dépassant les limites normales ; la pointe bat en dessous et en dehors du mamelon. Souffle diastolique de la base. Danse des carotides, pouls de Corrigan.

La tête est secouée d'oscillations régulières, parfaitement isochrones aux pulsations artérielles.

Obs. XII (Frenkel). — Julien F..., âgé de cinquante-six ans, cordonnier. Entre le 14 août 1900 salle Saint-André, n° 23, clinique médicale de M. le professeur Mossé (de Toulouse), suppléé par M. Frenkel, agrégé.

*Antécédents héréditaires et collatéraux.* — Père mort à soixante-douze ans, asthmatique ; mère morte à soixante-douze ans d'une attaque d'apoplexie.

*Antécédents personnels.* — Blennorragie à vingt ans. Fièvres intermittentes.

*Maladie actuelle.* — Le 1er août 1900, frissons et perte d'appétit, toux sèche sans expectoration. Entre à l'hôpital.

*État actuel.* — Homme de grande taille, robuste. « Ce qui frappe dès qu'on regarde le malade, ce sont de très brèves oscillations de la tête, au nombre de 120 à la minute, absolument synchrones aux battements du cœur, dont le nombre à la minute est le même. »

C'est, en somme, le signe de Musset dans toute sa netteté.

Pas de signe d'Oliver Cardarelli ; pas de double souffle de Duroziez ; pas de pouls capillaire.

*Thorax.* — Le malade, à la palpation, à la percussion et à l'auscultation, présente tous les signes cliniques d'une pleurésie gauche.

*Inspection.* — *Cœur :* Voussure précordiale, on ne voit pas battre la pointe, mais toute la région épigastrique est animée de pulsations.

*Palpation.* — La pointe ne peut être localisée.

*Percussion.* — La percussion à gauche donne partout de la matité, depuis la clavicule jusqu'en bas.

*Auscultation.* — On entend les deux bruits du cœur sur toute la région précordiale, mais ils s'entendent aussi à droite, peut-être encore plus nettement qu'à gauche, jusque dans le creux axillaire droit. Au niveau de l'appendice, le premier bruit est sourd, tandis que le deuxième est fortement accentué, claquant.

Au niveau de l'orifice du deuxième espace intercostal gauche, le premier bruit est encore sourd, le deuxième légèrement accentué, dans le deuxième espace intercostal droit, près du sternum, le deuxième bruit est plus accentué qu'à gauche.

Foie normal, rate sensiblement abaissée, mais à peine sensible à la palpation. La pleurésie évolue normalement. Ponction. Cependant, le liquide augmente les jours suivants.

24 août. — On soumet le malade à la radioscopie. Toute la moitié gauche du thorax apparaît sur l'écran sombre, sans aucune tache claire correspondant à la partie supérieure. Cette plaque sombre empiète d'un bon tiers sur la moitié droite du thorax et est délimitée par une légère couche à convexité droite. Cette convexité porte une petite saillie qui est animée de mouvements correspondants aux battements du cœur et qui atteint presque le milieu de la moitié droite du thorax.

Les battements qui correspondent au cœur sont très nets, vus de devant, tandis qu'ils sont à peine perceptibles de derrière, ce qui s'explique par l'interposition du liquide entre le cœur et la paroi postérieure du thorax.

En outre des battements du cœur lui-même, l'examen attentif des limites de la tache sombre, permet de constater que ces limites restent immobiles à gauche, alors qu'à droite « le croissant au-dessus du cœur qui correspond à la partie supérieure du médiastin, se déplace à droite et à gauche à chaque pulsation. Bien plus, les côtes droites elles-mêmes offrent ces oscillations liées au pouls », alors que du côté droit rien ne permet de saisir de telles variations.

26 août 1900. — Les secousses rythmées de la tête persistent toujours avec la même netteté et à ces secousses correspondent des oscillations plus faibles de la paroi thoracique au niveau de la moitié droite du thorax. Des secousses analogues sont bien visibles jusqu'au niveau de l'ombilic.

28 août 1900. — Une nouvelle radioscopie pratiquée par M. Marie, directeur du service radiographique de la Faculté, confirme dans tous les détails les résultats du premier examen fait par M. Cluzet, chef des travaux.

29 août 1900. — Ponction évacuante de 1 litre et demi. Le même jour, on constate la disparition du signe de Musset, mais dès le lendemain matin un examen plus attentif, permet d'affirmer qu'en réalité le signe de Musset est très fortement atténué, mais non absent. Les jours suivants même état, c'est-à-dire qu'un œil exercé peut saisir les oscillations de la tête, mais que celles-ci sont loin d'être aussi prononcées qu'avant la ponction.

Obs. XIII (Valentino) (nov. 1901). — Mme L. de X..., Landes quarante-neuf ans, mariée, sans profession, venue à la consultation de M. le Dr Moure pour une affection laryngée dont elle souffre depuis longtemps. Nous constatons une danse énorme des carotides et des oscillations céphaliques régulières qui nous amènent à un examen des plus complets.

*Antécédents.* — Ménopause à quarante-cinq ans (1897).

Pas de rhumatisme ; syphilis antérieure. En 1897 après la disparition de ses règles Mme L. fut atteinte brusquement d'hémiplégie droite complète (face et membres) ; le coma apoplectique, s'il a existé, doit être de courte durée ; la malade n'en a pas entendu parler. Elle dut garder le lit pendant un mois, au bout duquel les mouvements revinrent peu à peu, au bras et à la jambe. La figure resta longtemps asymétrique, notamment bouche déviée. Il n'y eut jamais de troubles des sphincters.

Alors que le membre inférieur paraissait recouvrer ses fonctions, il survint au membre supérieur des contractures qui mirent l'avant-bras à angle droit sur le bras et les doigts en flexion forcée sur la main, le pouce en dedans.

En octobre 1891, accidents syphilitiques tertiaires dans la fosse nasale droite.

*Etat actuel.* — Symétrie de la face parfaite, mouvements du globe oculaire normaux, pupilles normales, mouvements pénibles aux membres inférieurs.

La sensibilité cutanée et les réflexes sont normaux partout.

Si la malade étant assise, la poitrine étant nue, on place sa tête en équilibre sur la colonne cervicale sans raideur muscuaire, on constate au même instant sous le mamelon gauche, un soulèvement brusque. Aux carotides une expansion considé_rablé.

A la tête, un mouvement de projection en arrière.

Ces trois mouvements sont synchrones du pouls. Or, le pouls étant à 120 par minute, il en résulte pour la tête 120 projections en arrière et 120 retours en avant. La tête est donc animée d'un mouvement continu assez rapide. On peut évoluer approximativement leur amplitude à 5 degrés de part et d'autre de l'axe cervical.

Examen de l'appareil circulatoire : Choc en dôme très net.

Pointe dans le septième espace intercostal à 2 centimètres en dehors de la ligne mamelonnaire. La percussion dénote un gros cœur.

Souffle diastolique de la base.

Pouls de Carrigan, bondissant et dépressible.

Obs. XIV (de M. Valentin). M. X., soixante-cinq ans. Signes centraux et périphériques d'insuffisance aortique. Cœur fatigué à la suite de grippe.

Puis, hémiplégie gauche sans atteinte au membre inférieur, maxima au membre supérieur.

La tête est animée de secousses rythmiques qui la portent légèrement à droite, oscillation latérale très nette de gauche à droite.

Le malade, revu en juin, présente les mêmes signes cardiaques : il n'y a plus de signe de Musset.

Grâce à l'amabilité de M. le Dr Bocciardo, de Pise, qui a bien voulu nous envoyer son mémoire paru le 25 novembre sur les secousses rythmiques de la tête et leur valeur seméiologique, nous sommes heureux de reproduire ici les observations résumées qui ont servi de base à ses conclusions.

Obs. XV (Bocciardo, 1902). Sujet sain de quarante ans, de tempérament nerveux. Le tracé de l'oscillation montre une direction de droite à gauche très évidente, une autre de haut en bas moins évidente.

Obs. XVI (Bocciardo). Homme de trente ans de robuste constitution, après avoir été soumis à un exercice musculaire, présente une oscillation céphalique de droite à gauche et d'arrière en avant.

Obs. XVII (Bocciardo). Garçon de quinze ans de frêle constitution, après avoir été soumis à un exercice du corps, présente les deux secousses avec des directions identiques.

Obs. XVIII (Bocciardo). B .. A .., âgé de trente-quatre ans, entre à la clinique du professeur Queirolo, à Pise, où est porté le diagnostic d'insuffisance aortique.

Signe de Musset de droite à gauche et d'arrière en avant.

Obs. XVIII (Bocciardo). V... D... di C.. , âgé de vingt ans, est affecté d'insuffisance mitrale et d'hypertrophie du ventricule gauche. L'enregistrement graphique de l'oscillation de la tête démontre, comme dans les cas précédents, que l'oscillation a une direction postéro-antérieure et de droite à gauche.

Obs. XIX (Bocciardo). B... P..., âgé de cinquante-deux ans. L'examen radioscopique confirme le diagnostic d'anévrisme de la portion ascendante. Signe d'Oliver Cardarelli. En plus, oscillation céphalique très évidente portant la tête de gauche vers la droite, suivant une ligne allant de la bosse pariétale gauche à la bosse frontale droite.

Obs. XX (Bocciardo). S... M..., âgé de trente-quatre ans. Anévrisme de l'aorte ascendante.

Il présente deux secousses, l'une d'arrière en avant, l'autre de gauche à droite.

Obs. XXI (Bocciardo). M... M..., cinquante ans. Anévrisme de l'aorte ascendante.

Signe de Musset, d'arrière en avant et de gauche à droite.

Obs. XXII, XXIII, XXIV, XXV (Bucco). Elles concernent quatre sujets atteints d'artério-sclérose diffuse, sans insuffisance aortique ni anévrisme. Signe de Musset indiscutable.

Nous rappelons ici que les observations XXVI, XXVII, XXVIII, ayant rapport à l'artério scléreux de Frenkel, et les deux sujets dont les tracé de l'oscillation céphalique sont reproduits dans le cours de ce travail, concernent des sujets absolument sains et indemnes d'affections aortiques.

Frenkel et Lafon prennent des tracés avec appui antérieur, postérieur, droit et gauche, supérieur chez ces mêmes individu- et décrivent la composante latérale et la composante antéros postérieure dans chaque cas. Nous savons que, pour ces auteurs, il n'y a aucune différence entre les sujets aortiques et les sujets sains au point de vue de la direction de l'oscillation.

Pour clore cette liste d'observations, nous ajouterons brièvement l'observation de trois de nos camarades d'école qui, aux yeux de tous, présentent le signe de Musset.

Obs. XXVI (Personnelle). A. B., âgé de vingt-trois ans, élève à l'Ecole de Santé militaire.

*Antécédents héréditaires.* — Mère nerveuse, père rhumatisant.

*Antécédents personnels.* — Rhumatisme. — Dyspepsie, peut-être dilatation stomacale. — Tendances hypocondriaques. — nervosisme accentué.

*Examen du cœur.* — Le malade, ausculté par MM. Frenkel et Rispal, ne présente pas de signe central ou périphérique d'insuffisance aortique.

Signe de Musset net que nous faisons constater à Toulouse et à Lyon par tous nos camarades et que nous étudions graphiquement.

S'exagère après les repas, une course, une émotion.

Obs. XXVII (Personnelle). J. P., vingt-trois ans, élève du Service de Santé militaire.

*Antécédents héréditaires.* — Rien à signaler.

*Antécédents personnels.* — Pas de rhumatisme.

Absence complète de lésions cardiaques et artérielles. Tendance aux palpitations.

Signe de Musset indiscutable, surtout après une marche ou un effort. Visible à l'œil nu.

Obs. XXVIII (Personnelle). C. L.. âgé de vingt-et-un ans, élève à l'Ecole du Service de Santé militaire.

*Antécédents héréditaires.* — Rien à signaler.

*Antécédents personnels.* — Pas de rhumatisme. — Rien au cœur.

Signe de Musset évident, on peut suivre avec la pulsation radiale les oscillations de la tête et on constate soixante-quinze oscillations céphaliques pour soixante-quinze pulsations cardiaques.

Nous pourrions multiplier ces observations, mais elles nous semblent déjà suffisamment démonstratives.

# PHYSIOLOGIE PATHOLOGIQUE

Il faut d'abord fixer un point. La nature vasculaire du signe de Musset ne saurait être mise en doute et il faut d'emblée éliminer l'élément nerveux, tics divers ou tremblements de la tête, toxiques, séniles, comme nous en trouvons encore dans la maladie de Parkinson et qui, d'après la description de Charcot, consistent en un mouvement de flexion brusque de la tête survenant par accès ; dans la maladie de Basedow où ces oscillations de la tête accompagnent un tremblement généralisé. Dans le signe de Musset il y a un élément rythmique si évident qu'il évoque d'une façon irrésistible l'idée de la contraction cardiaque.

*Autres phénomènes pulsatiles.* — Ce point éclairci, il est juste de se demander s'il n'y a pas dans l'organisme des phénomènes analogues manifestant par un mouvement de locomotion, de translation de tout un organe, la contraction cardiaque et la pulsation artérielle. Nos recherches à cet égard ne furent point vaines, et voici quelques exemples de phénomènes pulsatiles,

Nous ferons cependant observer que l'analogie entre le signe de Musset et ces diverses manifestations de la pulsation artérielle n'est qu'apparente, et qu'il y aurait erreur grave de pousser trop loin l'identification, car dans cette question délicate de mécanique hydraulique il ne faut point confondre modification de volume avec mouvement de locomotion autour d'un axe. Cependant, pour pouvoir mieux préciser à quelle cause nous devons rattacher l'oscillation de la tête, nous avons pensé qu'il n'était pas indifférent de rappeler des phénomènes pulsatiles plus simples et dont la pathogénie est depuis longtemps éclaircie.

Chauveau[1] dans de remarquables expériences, Landois, ont étudié avec détails ces phénomènes pulsatiles, notamment le pouls de la cavité buccale, de la cavité nasale, de la membrane du tympan. Lorsque la glotte est fermée, les battements des artères des parties molles des cavités buccales et nasales communiquent à l'air que celles-ci renferment un mouvement de pulsation que l'on peut enregistrer à l'aide du cardio-pneumographe. Les courbes que l'on obtient, qui ressemblent surtout aux courbes du pouls de la carotide, sont naturellement plus petites, mais peuvent être amplifiées par le renforcement de l'activité du cœur. Elles sont particulièrement augmentées, ajoute Landois, dans le cas d'accroissement pathologique du cœur gauche, dans l'épaississement de ses parois, par exemple dans l'insuffisance aortique,

De même, le gonflement systolique des parties molles gorgées de sang de la cavité du tympan peut donner

[1] (Voir Laveran, J. Teissier. *Nouveaux éléments de pathologie médicale*, p. 19.)

lieu à un mouvement pulsatile que l'on peut observer sur la membrane du tympan (cas de Schwartze). Landois cite aussi l'oscillation pulsatile du pied. Lorsqu'on s'asseoit en croisant les jambes l'une sur l'autre, il se produit à chaque pulsation artérielle un soulèvement rythmique du pied. Nous publions plus loin un tracé de cette oscillation. Dans l'ordre de phénomènes vaguement analogues, on peut citer ce fait curieux, de vérité pourtant banale, comme il est facile de s'en assurer. Lorsqu'étant couché sur le dos et immobile, on ferme la bouche de façon que les incisives de la mâchoire inférieure arrivent au contact des incisives de la mâchoire supérieure, mais sans exercer de pression, on observe un double choc des dents les unes contre les autres, dû à ce que l'onde pulsatile des artères maxillaires externes soulève la mâchoire inférieure. Ce dernier phénomène a, avec le signe de Musset, un rapport d'analogie plus grand que les précédents. Nous citerons encore le mouvement rythmique des mains que l'on peut observer lorsqu'on tient un journal tendu devant les yeux. Bien que l'assimilation soit de plus en plus discutable, nous rappellerons les battements pulsatiles des fontanelles que l'on observe chez les enfants à la mamelle. Il y a encore un autre phénomène vasculaire étudié par Landois et qu'il est intéressant de citer, c'est l'ébranlement du corps tout entier causé par l'action du cœur et par la propagation des ondes sanguines dans les gros troncs vasculaires. Mais ici une distinction est à faire. Il ne faut point confondre ces oscillations d'origine vasculaire avec les oscillations de la tête pendant la station debout qui ont été étudiées par Bergonié en recouvrant la tête du sujet d'un calotte de plomb à laquelle est fixée une tige rigide pouvant tourner autour d'un point d'appui pendant que son extrémité libre frotte sur un cylindre noirci.

Dans le cas de Bergonié, les oscillations du corps antéro-latérales et les oscillations antéro-postérieures, dont les tracés sont reproduits dans la *Physique médicale* de Bordier, page 79, sont dues à ce que la contraction des muscles qui interviennent pour la fixation des divers segments du corps n'est pas continue, mais intermittente. Ce qui prouve la nature musculaire de ces oscillations, c'est que dans tous les cas où le sens musculaire est profondément altéré, par exemple, dans l'ataxie locomotrice, il y a de grandes modifications de ces oscillations de la tête, par suite d'un défaut de proportionnalité entre l'énergie de la contraction et l'effet à obtenir. Mais, les oscillations de Landois sont de nature différente. Pour lui, les battements du cœur et des gros vaisseaux communiquent à l'ensemble du corps un véritable ébranlement. C'est ainsi que, lorsqu'on se tient debout et immobile sur le plateau d'une balance, l'aiguille de la balance décrit des oscillations qui correspondent à des phases déterminées de l'activité du cœur.

Pour étudier ce phénomène Landois procède de la façon suivante. Sur un cadre en bois rectiligne et parallèle à un des côtés, on tend fortement, côte à côte, plusieurs tubes en caoutchouc ; on place au-dessus une planche carrée qui sert de support, plus petite que le cadre et disposée de telle sorte qu'elle repose par une de ses extrémités sur les tubes de caoutchouc et, par l'autre, sur le bord opposé du cadre. C'est sur ce support que se tient debout et en se raidisssant le plus possible la personne sur laquelle porte l'expérience.

Landois recueille simultanément le tracé de l'ébranlement et le tracé du choc du cœur, et établit le synchronisme. Landois rappelle que, dans l'insuffisance aortique, l'ébranlement du corps provoqué par l'action du cœur est très considérablement augmenté (Hartshorne et Gordon).

De plus, certains organes étant physiologiquement très vasculaires peuvent présenter, sous l'influence d'un état pathologique, une vascularité plus riche encore qui se traduit par des mouvements d'expansion et de resserrement des vaisseaux à chaque contraction et repos du cœur. Mais, là encore, il y a plus changement de volume que locomotion proprement dite.

Dans cet ordre d'idées on a signalé la tuméfaction pulsatile de la rate (*Pulsirend milztumor*), elle a été l'objet de recherches de la part de Prior Gerhardt [1]. Dans une observation de Gerhardt, le malade présentait une véritable intumescence de la rate avec pulsation et locomotion de l'organe.

De l'analyse de ces observations publiées jusqu'ici, il ressort que ces cas de phénomènes pulsatils exagérés se trouvent exclusivement chez des malades atteints d'insuffisance aortique ou de maladies de Basedow, où l'éréthisme cardiaque et la tension artérielle est portée à son maximum.

[1] Gerhardt, Aorten Iusuffi und Milz. Pulsation (*Centralblätt. med.*, 1888, n° 9).

Complétant cette longue série de phénomènes pulsatiles, nous signalerons des déplacements antéro-postérieurs de l'œil, étudiés par Tuyl, tout récemment et qui nous sont rapportés dans les *Archives d'ophtalmologie* de A. de Grœfe.

Tuyl a enregistré ces déplacements à l'aide de la méthode graphique moyennant un levier appliqué directement sur l'œil. Ces mouvements antéro-postérieurs s'exagèrent s'il y a renforcement pathologique de l'action cardiaque. Faut-il voir là un pseudo-signe de Musset ? Nous ne le pensons pas. La circulation oculaire ayant des conditions particulières qui résultent de l'inextensibilité de l'enveloppe fibreuse et osseuse de l'œil, il en résulte que ce mouvement de locomotion n'est d'ailleurs, comme la plupart des cas signalés plus haut qu'une manifestation d'un phénomène pléthysmographique.

Nous ferons la même remarque au sujet du travail de Knapp sur l'ectasie de la cornée avec pulsations *(Zeitschr für Augunherck*, décembre 1901) et dont Meyer donne une analyse dans la *Revue générale d'ophtalmologie*, 30 juin 1902, p. 263. « Ces pulsations, les variations pulsatiles dans la distance des images constatées à l'examen ophtalmométrique ont été signalées il y a fort longtemps par Javal. Je les avais vues aussi et attribuées aux mouvements rythmiques, isochrones du pouls chez beaucoup de personnes ayant l'action du cœur très prononcée (Symptôme de Musset) ».

Il nous paraît exagéré d'identifier l'oscillation céphalique à ces mouvements oculaires. Remarquons en effet qu'une artère s'allonge dans le sens de son axe, c'est le cas de l'artère ligaturée au moignon d'un membre amputé, et éprouve aussi une dilatation transversale dont la tendance est d'atteindre le plus grand rayon possible. C'est la locomotion artérielle par inflexion latérale comme le démontre l'appareil bien connu de Poiseuille ; mais, si les plans latéraux sont d'inégale résistance, la pression se manifestera par un mouvement de locomotion du plan latéral le plus faible. Or, comme les milieux de l'œil sont plus élastiques que la voûte cranienne qui résiste davantage, c'est l'œil qui exécutera un mouvement antéro-postérieur dans le cas d'exophtalmie pulsatile ou de grandes variations d'hypertension artérielle. Mais nous n'avons pas le mouvement autour d'un axe vertical analogue à celui qui se produit dans le mécanisme de l'oscillation céphailque et, dès lors, le rapprochement devient très lointain.

Signalons pour terminer les secousses trachéales ou signe d'Oliver qui ont été signalées par Bruschini et Coop, comme existant en compagnie de l'oscillation céphalique. Des recherches nombreuses, la thèse de Martin Dürr [1] qui établit les rapports anatomiques de l'anévrisme avec la bronche gauche ont fixé la pathogénie du signe d'Oliver Cardarelli ; mais sa coexistence signalée souvent avec le signe de Musset nous autorisait à le rappeler ici.

### Valeur des explications pathogéniques proposées

Si l'étude comparée de ces divers phénomènes pulsatils nous permet de faire une assimilation justifiée

[1] Martin Dürr, 1893, thèse Paris. Secousses trachéales.

entre leur pathogénie et celle de l'oscillation de la tête, et nous permet d'entrevoir rationnellement un mécanisme simple, il n'en reste pas moins évident qu'une grande incertitude planait sur cette question avant la production des graphiques de MM. Frenkel et Lafon, qui démontrent l'existence physiologique du signe de Musset. Aussi ne serons-nous pas surpris de voir que si les premières conceptions pathogéniques, même les dernières en date, qui sont celles de MM. Bucco et Bocciardo ont le mérite de l'ingéniosité, elles n'ont pas le caractère général qui permet de les accepter comme définitives. Pour ces raisons, nous serons bref à leur égard pour arriver rapidement à l'étude graphique du signe de Musset.

A quelle cause rattacher les oscillations rythmiques de la tête ? Les premières explications proposées qui, pour nous n'ont qu'une simple valeur historique sont celles de M. Delpeuch, de M. Frenkel, de M. Feletti, et récemment de MM. Pace, Coccorullo, Bocciardo.

Une critique intéressante des théories émises en France, a été faite par Valentino, et nous nous appuierons sur son argumentation.

Pour M. Delpeuch, le courant systolique lancé dans la crosse de l'aorte tend à en redresser la courbure comme le phénomène se produit dans le manomètre de Bourdon d'où, par transmission du choc, produit une oscillation céphalique. « En somme, dit-il, la secousse rythmique de la tête ne fait que traduire aux yeux la propagation à distance d'une tentative de redressement de la courbure artérielle sous l'effort de la poussée sanguine. Suivant la critique fort juste de

Valentino, Delpeuch ne nous dit pas comment la transmission de cette tentative de redressement se fait depuis la crosse aortique jusqu'à la tête. Discutant l'analogie établie par Delpeuch entre ce phénomène et le redressement du pied lorsque la poplitée est comprimée entre les genoux, Valentino montre que, dans les deux cas, les conditions de circulation sont très différentes. Dans la poplitée fléchie, l'artère au point de flexion se trouve très rétrécie. En outre, les diverses articulaires ont un axe perpendiculaire à son axe propre, et le courant sanguin qui se jette sur la voûte de flexion s'y heurte nécessairement, et le choc se traduit par la projection du pied. La crosse aortique, au contraire, est d'abord solidement fixée par des connexions ligamenteuses qui rendent difficile une tentative de redressement; de plus, la présence de débouchés volumineux et multiples (tronc brachio-céphalique, carotide primitive gauche), rendent l'hypothèse d'un redressement peu explicable.

M. Frenkel qui, depuis, a abandonné sa théorie en face des résultats nouveaux révélés par les graphiques des sujets sains, expliquait primitivement les oscillations de la tête dans l'insuffisance aortique par les alternatives de haute et de basse pression qui permettent la manifestation d'un phénomène analogue à la roue hydraulique. Le sang s'échappant de la tête au moment du reflux en retour imprimerait par contrecoup à la tête un mouvement de recul en vertu de la loi de Pascal. Dans certains cas, cette oscillation serait antéro-postérieure comme dans les cas de Delpeuch; dans certains cas (obs. de Frenkel) la tête serait projetée en avant et à gauche comme dans certains tics de la tête.

Cette explication était très séduisante, mais malheureusement elle ne pouvait s'étendre à tous les cas publiés et, d'autre part, tous les reflux aortiques ne s'accompagnent pas nécessairement d'un signe de Musset remarquablement net, ce qui devrait se produire si la pathogénie était univoque.

M. Feletti, qui n'a observé le phénomène de Musset que dans l'anévrisme de la crosse aortique, pense qu'il est dû à une traction exercée à chaque systole par l'anévrisme sur la trachée et communiqué à l'extrémité céphalique tout entière. Il pense qu'à chaque pulsation l'anévrisme abaisse la bronche gauche, ce qui aurait pour résultat d'attirer en bas la trachée, puis la tête. A cette hypothèse, M. Valentino objecte que dans un cas de Feletti, l'anévrisme très petit n'était vraisemblablement pas capable par sa seule expansion, d'abaisser la bronche gauche. Ce qui rend, de plus, l'hypothèse de Feletti peu admissible, c'est que dans bon nombre de cas d'anévrisme de la crosse de l'aorte de nombreux auteurs (Oliver, Mac Donnal), en Angleterre, Cardarelli, en Italie, ont noté le soulèvement en masse du larynx (trachéal tugging), véritables secousses synchrones au pouls, visibles à l'œil nu et sans le moindre retentissement à la tête. Dans la thèse de Martin Dürr (Paris 1894), sur les secousses laryngo-trachéales, nous n'avons pas trouvé, dans les observations citées, la coexistence du signe d'Oliver et du signe de Musset. Ici encore, nous relevons une insuffisance de la solution proposée.

Que dirons-nous des théories de MM. Pace et Coccorullo? Le premier revient à l'explication de Feletti, le deuxième voit dans le signe de Musset la simple manifestation d'une contraction musculaire.

Ces hypothèses peuvent-elles s'appliquer à tous les cas publiés? Assurément non.

M. Bocciardo de Pise, qui confirme d'ailleurs les résultats de M. Frenkel, parus dans la *Revue de médecine* le 10 juillet 1902, émet tout récemment dans sa communication au Congrès de Rome (31 octobre 1902) des conceptions pathogéniques qui ont le mérite d'être inspirées par une observation clinique approfondie, mais qui sont d'une complexité déroutante. Nous savons que ce clinicien distingue chez les individus sains des secousses rythmiques d'arrière en avant et de droite à gauche; chez les malades atteints d'anévrisme de l'aorte, du tronc brachio-céphalique, de la sous-clavière droite, des secousses qui ont la direction de gauche à droite et d'arrière en avant. Recherchant la raison physiologique de ces secousses chez les individus sains, M. Bocciardo croit la trouver dans l'inflexion de l'artère vertébrale qui traduirait, sous l'impulsion sanguine, une tentative de redressement. Des conditions anatomiques et les rapports avec le système osseux favoriseraient la production du phénomène. On sait, en effet, que l'artère vertébrale verticalement ascendante, s'engage dans le trou que présente à sa base l'apophyse transverse de la sixième verticale et, continuant sa marche vers le crâne, traverse successivement tous les trous des apophyses transverse jusqu'à l'axis inclusivement.

En quittant l'axis, l'artère vertébrale se porte vers le trou de l'apophyse transverse en décrivant une première courbe verticale à concavité dirigée en dedans. Au sortir de ce dernier trou, elle contourne de dehors en dedans, la partie postérieure des masses latérales de l'atlas, et décrit autour d'elle une deuxième courbe, celle-ci horizontale et concave en avant [1]. Ces différentes courbes favoriseraient la tentative de redressement et obligeraient, pour M. Bocciardo, la tête à se fléchir en avant. Cet auteur, qui a surtout étudié les cas où la projection de la tête se fait d'arrière en avant, d'avant en arrière, de gauche à droite ou de droite à gauche, tire les conclusions suivantes : Pour les secousses postéro-antérieure et latérale gauche, la raison anatomique se trouve dans l'allongement des artères vertébrales droites, et de la carotide droite; des vertébrales et de la carotide gauche pour les secousses postéro-antérieures et latérales droites. Il conclut que les secousses latérales de gauche à droite sont pathognomoniques d'un anévrisme de la crosse de l'aorte, du tronc brachio-céphalique et de la sous-clavière, alors que la secousse de droite à gauche et d'arrière en avant serait de nature physiologique.

M. Bocciardo se propose d'ailleurs de publier sur la question un travail complet qui paraîtra en 1903, ainsi qu'il a bien voulu nous l'écrire.

Que faut-il penser de ces observations cliniques et des conclusions de l'auteur italien? Nous nous garderons d'attaquer le fond même de son argumentation,

[1] Testut. *Traité d'Anatomie descriptive,* p. 116.

car il faudrait pour cela multiplier les observations, et notre expérience clinique nous fait défaut à cet égard. Mais tout en rendant hommage au mérite du docteur Bocciardo qui a confirmé le caractère souvent physiologique du signe de Musset, il nous sera permis de faire remarquer que nombreuses sont les conditions physiologiques ou pathologiques qui peuvent modifier la direction de l'oscillation que M. Bocciardo et les auteurs italiens étudient avec prédilection.

C'est ainsi que le malade du professeur agrégé Rondot, de Bordeaux (obs. publiée par Valentino, *Revue de Médecine*, 10 mai 1902), aortique, urémique et hémiplégique gauche, présente des oscillations rythmiques de la tête qui la portent légèrement à droite, Comme le remarque M. Valentino, les muscles gauches du cou opposent aux projections céphaliques une résistance moindre que les muscles droits et il en résulte une physionomie spéciale de l'oscillation. Dans cette intéressante observation nous avons bien l'oscillation latérale de gauche à droite sans signe d'anévrisme de l'aorte du tronc brachio-céphalique ou de la sous-clavière. Nous sommes donc autorisé à faire les mêmes réserves à l'égard et de la théorie pathogénique de M. Bocciardo et du profit qu'il veut faire retirer à la clinique de la direction de l'oscillation.

De plus, nous ferons remarquer que MM. Frenkel et Lafon ont pris des tracés avec appui antérieur, postérieur, droit, gauche, et qu'ils décrivent la composante latérale et la composante antérieure-postérieure dans chaque cas.

Et, relativement à la question de droite à gauche et

inversement, il n'y a pour ces auteurs aucune différence entre les sujets aortiques et les sujets sains.

Enfin, s'il était besoin d'autres arguments, nous pourrions citer les faits de M. Bucco qui vont à l'encontre de l'hypothèse de M. Bocciardo.

M. Bucco retrouve le signe de Musset avec une évidence frappante chez quatre malades artério-scléreux, indemnes d'insuffisance aortique et d'anévrisme, tout comme le premier malade de M. Frenkel. Il établit comme l'avait fait notre maître que le signe de Musset ne peut être considéré comme exclusif d'une lésion valvulaire aortique, que cette secousse a la physionomie d'une véritable pulsation, qu'elle est constituée graphiquement par une ligne ascendante brusque, verticale avec un sommet très aigu et par une ligne descendante également « quasi verticale ». L'élévation principale est synchrone avec la diastole carotidienne et, en plus de l'élévation principale, on peut constater plusieurs oscillations secondaires de moindre importance. Ces faits sont remarquablement confirmatifs des tracés publiés en juillet 1902 par MM. Frenkel et Lafon. Point aussi très intéressant, l'auteur italien soutient que l'origine d'une telle secousse doit se trouver dans la transmission à la tête de la secousse du cœur pathologiquement exagérée, et que la rigidité des artères, soit par l'artéro-sclérose, soit par la réplétion exagérée sous l'influence d'une augmentation de la pression, concourt à la transmission de la secousse.

Nous avons étudié toutes les théories explicatives, nous avons conclu que les causes invoquées n'intervenant pas toutes avec la même fréquence, étaient loin d'avoir la même valeur, et ne donnaient point à l'esprit complète satisfaction.

Une étude graphique du signe de Musset nous permettra peut-être de rapporter à un phénomène physiologique l'oscillation de la tête.

### Etude graphique du signe de Musset

Cette étude a été faite pour la première fois par MM. Frenkel et Lafon. Ces auteurs avaient d'abord songé au dispositif adopté par M. Bergonié pour inscrire les déplacements de la tête et que nous avons déjà indiqué, mais ce procédé n'était pas assez sensible et ne se prêtait pas au but poursuivi. Mais, grâce aux appareils perfectionnés de M. le professeur Laulanié, les expérimentateurs de Toulouse purent obtenir de bons tracés que nous reproduisons ci-dessous.

La facilité avec laquelle ces tracés satisfaisants sont obtenus est due à l'emploi d'un nouvel appareil de M. Laulanié, le sphygmographe volumétrique de l'avant-bras.

*Il se compose d'un tambour explorateur, relié à un tambour à levier par un tube de caoutchouc. La membrane de l'explorateur est tendue sur un ressort à boudin d'une grande puissance, 506 kilogrammes.*

*Cet explorateur est porté sur un compresseur comprenant deux valves courbes actionnées par deux vis de pression. Cette disposition permet d'appliquer l'appareil sur l'avant-bras et d'exercer sur celui-ci une contre-pression variable. Lorsque cette dernière est égale à la pression artérielle, la courbe sphygmographique atteint le maximum d'amplitude. Sur le trajet du tube de communication se trouve un tube collatéral que l'on tient fermé lorsqu'on a réalisé la contre-pression optima. Cet appareil, on le voit, a de grandes analogies avec le sphygmomanomètre à mercure de M. Laulanié. Il n'en diffère que par cette circonstance que la pression de la colonne de mercure est remplacée par celle d'un ressort.*

*L'avantage de cet appareil consiste en ce qu'il laisse au sujet toute la liberté de ses attitudes, ce qui facilite l'application de l'explorateur des mouvements de la tête. Il permet de repérer les phases de la pulsation artérielle.*

*L'explorateur des mouvements de la tête consistait en un tambour explorateur muni d'un ressort contre lequel le sujet, commodément assis, appuie la tête. Il peut s'appliquer sur un point quelconque de la surface et de la circonférence de la tête et donne les déplacements linéaires de la tête dans n'importe quelle direction. Pour commencer, ils appliquaient l'explorateur dans cinq points différents : sur le front, l'occiput, la région zygomatique droite et gauche, sur le sommet de la tête.*

Ces expérimentateurs ont vite reconnu que le déplacement vertical était nul ou presque nul, et que, suivant les sujets, le déplacement antéro-postérieur ou latéral prédominait, sans qu'il soit possible d'établir une formule bien précise de ces directions. Les tracés ainsi recueillis sur des personnes saines ont permis de faire diverses constatations intéressantes.

La figure I nous donne une idée assez précise de ce qu'est le signe Musset, dans ses rapports avec le pouls.

Le point de repère R permet de se rendre compte de la localisation au cours de la révolution cardiaque de chacune des oscillations céphaliques. La ligne des secondes permet d'en mesurer la durée.

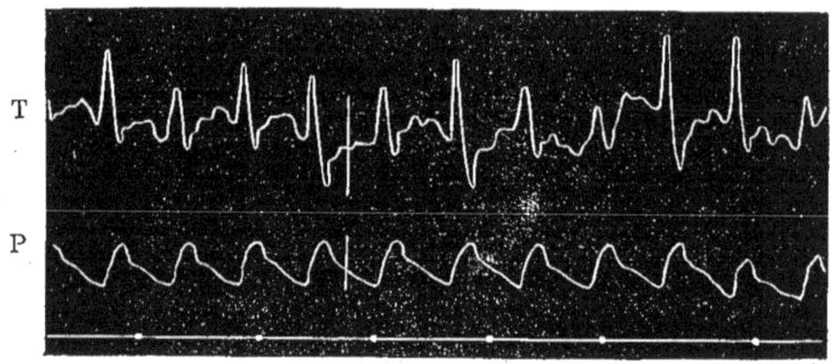


Fig. 1.— Oscillations de la tête, enregistrées simultanément avec le pouls. (D'après Frenkel et Lafon). Malade agé de 54 ans, 22 mars 1902.
Tracé superieur, tête appui latéral droit; oscillations positives de la tête.
Tracé inférieur, pouls de l'avant-bras enregistré avec le sphygmomanomètre de M. Laulanié.
Le point de repère se trouve au milieu du tracé. Au dessous, ligne de secondes.

Il résulte de ce tracé pris par Frenkel et Lafon contre la région temporale droite que les mouvements de la tête ont une composante latérale importante, comme Frenkel l'avait déjà signalé dans sa première publication. A chaque révolution cardiaque, correspond un mouvement principal et plusieurs mouvements secondaires.

Le tracé du mouvement principal est de même sens que celui du tracé du pouls, quand on applique le tambour explorateur contre la région temporale droite ou contre le front : il est en sens contraire si on applique simultanément un deuxième tambour explorateur contre la région temporale gauche ou contre l'occiput. Le mouvement principal commence avec le commencement de la diastole artérielle, systole cardiaque et paraît finir avant la fin de cette diastole. Par rapport au cœur, il est donc systolique, conformément aux prévisions de Delpeuch et de M. Valentino et contrairement à la première hypothèse de Frenkel du tourniquet hydraulique.

Après une oscillation céphalique principale viennent plusieurs oscillations secondaires, tantôt trois, tantôt deux. Elles sont dues à l'inertie de la tête et n'ont aucun intérêt pour la physiologie pathologique du phénomène de Musset. Dans le tracé ci-dessus, l'oscillation de la tête semblant précéder le début de la diastole artérielle, on pourrait se demander si les battements cardiaques étaient transmis à la tête par l'intermédiaire du système circulatoire ou par l'intermédiaire de la colonne vertébrale, car le temps de transmission paraissant plus court que celui de la vitesse de l'ondée sanguine, on pouvait raisonnablement songer à la transmission par un corps solide. Nos expériences ci-dessous exposées sont nettement en faveur de la transmission sanguine.

### Oscillations de la tête chez des artério-scléreux sans signe de Musset apparent.

Le même dispositif permit encore à MM. Frenkel et Lafon de recueillir plusieurs tracés des mouvements de la tête chez des sujets artério-scléreux sans signe de Musset apparent. La figure 11 présente le tracé des oscillations de la tête chez un homme artério-scléreux qui ne présente aucune altération organique du cœur, indemne d'insuffisance aortique et de dilatation de l'aorte et qui n'offre pas à l'œil nu de signe de Musset, tout au moins à un examen superficiel. Ce tracé est comparable à celui du pleurétique ; oscillation principale suivie de deux oscillations secondaires, synchrone avec les mouvements du cœur. L'oscillation principale commence avec la systole et finit non pas avant, mais en même temps que la systole. En ce qui concerne le début de l'oscillation, il ne paraît pas précéder le début de la systole et, par conséquent, est de nature à diminuer la valeur de l'hypothèse de la colonne vertébrale dans la transmission des mouvements.

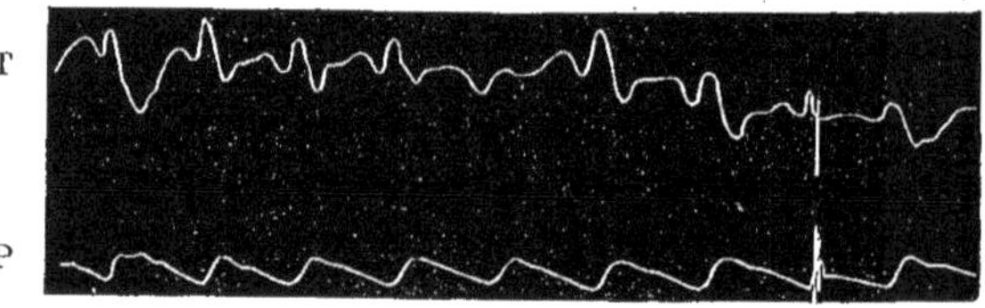


FIG. 2. — Piqu... 52 ans, artério-sclérose. Pas de signe de Musset, mais oscillations de la tête sur le tracé ; 23 mai 1902. D'après Frenkel et Lafon. Tracé supérieur, tête appui latéral droit, oscillation positive de la tête. Tracé inférieur, pouls de l'avant-bras enregistré avec le sphygmographe de M. Laulanié. Deux points de repère

Ce tracé montre que des artério-scléreux, qui ne présentent pas à l'œil nu le signe de Musset, peuvent avoir des mouvements de la tête tout à fait comparables au signe de Musset obtenu graphiquement chez d'autres malades.

**Oscillations de la tête des sujets sains.**

Enfin MM. Frenkel et Lafon ont recueilli plusieurs tracés des mouvements de la tête chez des sujets jeunes et sains, chez lesquels le système cardio-vasculaire est absolument normal. Ils ont examiné à ce point de vue quatre personnes sans altération cardio-vasculaires âgées de trente-sept, trente-deux, vingt-deux et vingt et un ans. Chez ces quatre sujets, les tracés ont été nettement positifs. Sans doute les plus beaux tracés ont été obtenus chez l'artério-scléreux âgé de cinquante-deux ans, mais les autres sujets ont fourni des graphiques très démonstratifs ; nous en reproduisons deux à titre d'exemple.

Le premier, (fig. 3) provient d'un médecin âgé de trente-sept ans, qui présente graphiquement le signe de Musset, comme il présente graphiquement le pouls de Corrigan. La pression artérielle n'est que de 14 à 15 centimètres de mercure avec le sphygmomanomètre de M. Laulanié, chiffre normal. Il n'a aucun symptôme subjectif ou objectif d'une affection vasculaire, n'est ni alcoolique, ni syphilitique, et a subi des examens médicaux par des autorités médicales qui ne lui ont jamais rien trouvé d'anormal du côté de son système circulatoire. Les mouvements de la tête se présentent chez lui avec les caractères presque identiques à ceux du malade. Il a une oscillation céphalique principale qui commence et finit avec la systole, et une seule oscillation secondaire (moindre énergie des contractions cardiaques que dans les cas précédents?). La durée de l'oscillation principale est un peu plus longue que chez le malade pleurétique : En somme, signe de Musset typique au point de vue graphique. Le nombre des oscillations secondaires paraît dépendre de l'amplitude de l'oscillation primitive, et cette dernière est probablement en rapport avec l'énergie de l'impulsion cardiaque.

Fig. 3

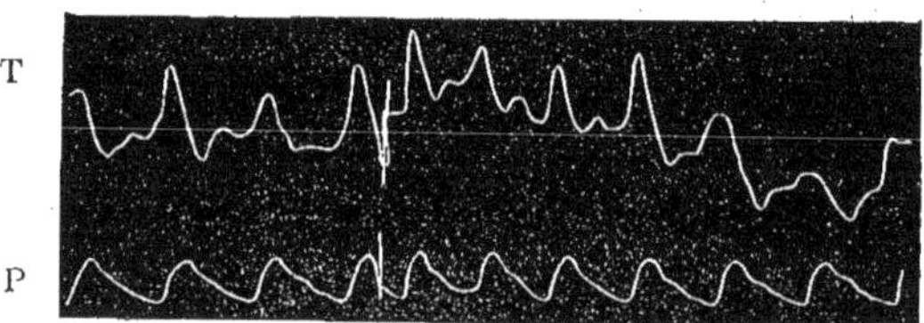


M. X., 37 ans, pas d'affection cardio-vasculaire. Oscillations de la tête sur le tracé, 23 mai 1902, d'après Frenkel et Lafon.
Tracé supérieur, tête, appui frontal ; oscillation positive de la tête.
Tracé inférieur, pouls de l'avant-bras enregistré avec le sphygmographe de M. Laulanié.
Point de repère au milieu.

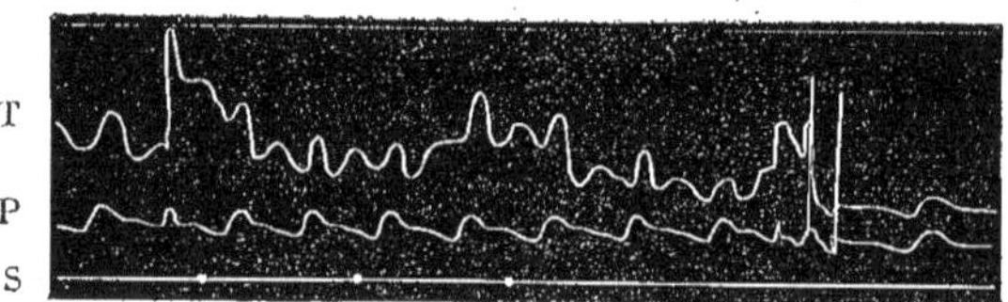


M. Y., 32 ans, pas d'affection cardio-vasculaire. Oscillations de la tête. 23 mai 1902. D'après Frenkel et Lafon.
T. oscillations de la tête. — P. pouls de l'avant-bras. — S. ligne de secondes.

Le deuxième tracé de la figure 3 est relatif à un jeune physiologiste indemne de toute affection cardio-vasculaire.

Ces simples constatations étaient de nature à diminuer la valeur clinique d'un signe sur lequel Delpeuch avait fondé de si grandes espérances et sur la valeur

# CONCLUSIONS

I. Le signe de Musset est un phénomène très général ; il se rencontre fréquemment chez les jeunes sujets, chez les sujets âgés et artério-scléreux, chez le chien lui-même, comme manifestation facile à enregistrer par la méthode graphique. Il présente les mêmes caractères graphiques que le signe de Musset déclaré pathologique.

II. Il se compose d'une oscillation céphalique principale et d'une ou de plusieurs oscillations secondaires. L'oscillation principale est systolique ; elle commence avec le début de la systole cardiaque et finit avant la fin ou avec la fin de cette systole. Elle se compose d'une partie positive dont l'amplitude est en rapport avec l'énergie de la contraction cardiaque et la force de tension et d'une partie négative dont l'amplitude est souvent plus grande que celle de l'oscillation positive. Les oscillations secondaires sont dues sans doute à l'inertie de la tête, elles sont de nombre variable.

III. Ces oscillations rythmées peuvent avoir une direction antéro-postérieure, où latérale, de droite à gauche, ou de gauche à droite. Il resterait à préciser dans quelles conditions cliniques se rencontre telle ou telle modalité.

IV. La voie de transmission des mouvements cardiaques jusqu'à la tête est nettement vasculaire. Il est impossible d'admettre la participation de la colonne vertébrale dans cette transmission, puisque la ligature des vaisseaux du cou chez le chien supprime l'oscillation.

V. La valeur séméiologique du signe de Musset est très réduite, Ce qui le rend visible, ce n'est pas telle ou telle affection cardio-vasculaire, mais l'énergie de l'impulsion cardiaque particulièrement prononcée dans les cas avec hypertension artérielle et hypertrophie du ventricule gauche ; mais ni l'une ni l'autre de ces conditions ne sont absolument nécessaires, ainsi que nous l'avons constaté chez de nombreux sujets sains et chez le chien, à l'aide de la méthode graphique.

# BIBLIOGRAPHIE

BOCCIARDO, Valore semeiologico delle scosse ritmiche del capo, (2-11 novembre. *Gazetta degli ospedali e delle cliniche)*.

— *Le scosse ritmiche del capo ed il loro valore semeiologico* (Comunicazione fatta al XII congresso di medicina interna, Roma 1902, imprimerie Mariotti, Pise).

BRUSCHINI, Sulle scosse ritmiche del capo negli anevrismi dells' arco aortico (*Gazetta degli ospedali e delle cliniche*, 1898, 1er mai ; *Semaine médicale*, 1898, 12 octobre, p. 415).

BRUSCHINI et COOP, Cités par Bocciardo, p. 4.

BUCCO, Le scosse ritmiche del capo nella ipertensione con arterio-sclerose.(*Gazetta degli ospedali e delle cliniche*, 2 novembre 1902.)

A. CARDRELLI, Sulla pulsazione del tubo laringo-trachiale negli anevrismi dell' aorta. (*Riforma medica*, 1894, 6 juin et 2 juillet.)

COCCORULLO, *Policlino* (Roma, anno VII, fascicolo 4, cité par Bocciardo, p. 6).

DELPEUCH, Secousses rythmées de la tête chez les aortiques *Presse médicale*, 16 mai 1900).

FELETTI, Pulsazione del capo in 2 casi di anevrisma dell' arco aortico (*Gazetta degli ospedali delle cliniche*, 2 novembre 1895 ; *Riforma medica*, 1895, t. VI, p. 415).

H. FRENKEL, Le signe de Musset dans la pleurésie à gros épanchement (*Presse médicale*, 14 novembre 1900).

H. FRENKEL, Les secousses rythmiques de la tête chez les aortiques et les personnes saines (*Revue de Médecine,* 10 juillet 1902).

H. FRENKEL et LAFON, *Etude graphique des oscillations de la tête chez les aortiques et les sujets sains*, 31 mai, 7 juin (Société de Biologie).

— *Etude graphique des oscillations rythmiques de la tête chez les aortiques* (signe de Musset, *Toulouse médical*, 10 juillet 1902).

PACE, cité par Bocciardo, p. 6.

PAUL DE MUSSET, *Biographie d'Alfred Musset*, 4e éditions, Paris 1877, p. 275.

VIGORITA, Cité par Bocciardo, p. 7.

CH. VALENTINO, Des secousses rythmiques de la tête (*Revue de Médecine*, 10 mai 1902).



Lyon — Imp. A. Rey, 4, rue Ge... — 31440

www.ingramcontent.com/pod-product-compliance
Ingram Content Group UK Ltd.
Pitfield, Milton Keynes, MK11 3LW, UK
UKHW020350250726
13967UKWH00005B/2208